# GALIPRADIER,

OU

# LA MÉDICO-MANIE,

## SATIRE DIALOGUÉE,

SUIVIE DE QUELQUES OBSERVATIONS SUR LA DÉCADENCE DE LA PHARMACIE.



PAR C. D. F.

---

PARIS,
IMPRIMERIE DE FAIN, RUE RACINE.

1814.

# GALIPRADIER,

## OU

# LA MÉDICO-MANIE,

## SATIRE DIALOGUÉE.

---

Poussé par je ne sais quel étrange caprice,
Un cosaque français invente une malice :
Il veut, ni plus ni moins, devenir grand docteur.
Il va chez son voisin, compère Rebouteur (1),
Et lui dit : Mon ami, je vais faire fortune ;
Vous savez, comme moi, qu'une mort importune
Fait creuser tous les jours grand nombre de tombeaux.
Croirez-vous qu'un secret, propice à tous les maux,
Soit, je ne sais comment, entré dans ma cervelle
Pour détruire à jamais cette mort si cruelle ?
Oui, je la détruirai ; je vous jure en docteur
D'être du genre humain le grand libérateur.
Je possède un secret, mais, un secret unique !...
Je le garantis tel ; et mon honneur se pique

---

(1) On nomme vulgairement *rebouteur* un homme qui, sans avoir jamais étudié l'anatomie, entreprend de raccommoder tous les membres cassés ou non.

De le voir triompher. Mais il faut, cher voisin,
Que vous me secondiez d'un petit coup de main.
Je ne suis pas encore introduit dans le monde :
On ignore partout ma science profonde ;
Je veux me distinguer par un brillant début,
Et je ne puis sans vous arriver à ce but.
Ainsi, pourrez-vous bien, sur les choses légales,
Me donner, tout au plus, trois leçons médicales ?

LE REBOUTEUR.

Quoi ! vous, monsieur Baudet ? Vous qui n'eûtes jadis
Aucun rang distingué parmi les beaux-esprits,
Osez-vous aujourd'hui, sur votre belle mine,
Vous faire proclamer docteur en médecine ?
Fi donc ! monsieur Baudet, laissez-là vos projets,
Et pour mieux réussir traitez d'autres sujets :
Il vous nourriront mieux qu'un très-ample diplôme,
Car, entre nous soit dit, êtes-vous bien un homme ?

BAUDET.

Que m'importe, Monsieur, nom d'homme ou d'animal ?
Je connais mes moyens, et je puis, bien ou mal,
Me tirer de l'état que je vais entreprendre ;
Je vois qu'à vos leçons je ne dois pas m'attendre,
Et je vais, moi tout seul, mon remède à la main,
Le vanter à grand prix, et garder tout le gain.

LE REBOUTEUR.

*(à part.)*

Tout le gain ! un instant. (Dans le siècle où nous sommes
Il peut, comme moi-même, attraper quelques hommes.)

Je veux bien avec vous vanter votre secret,
Moyennant cependant un modique intérêt.
Voyons, venons au fait; il faut que je vous aide.
Quelles sont les vertus de ce puissant remède?
Ne vous exprimez point en discours superflus.

BAUDET.

Il a bien, j'en suis sûr, plus de mille vertus!
Je n'exagère point sa valeur intrinsèque.....
L'on y voit figurer le baume de la Mecque!

LE REBOUTEUR.

De la Mecque!... grand Dieu, comme ça vient de loin!
Il doit être excellent, s'il est fait avec soin.

BAUDET.

Oh! mais ce n'est pas tout; tous les pays du monde
Y font incorporer leurs trésors à la ronde.
L'Égypte, le Mogol, la Chine, le Pérou,
Puis les autres endroits qui sont..... je ne sais où.
Quand le diable y serait, il faudra qu'on y goûte;
Que ne ferait-on pas pour se guérir la goutte?

LE REBOUTEUR.

La goutte! mais, Monsieur, réfléchissez-y bien,
C'est un mal qu'on ne peut soulager avec rien.

BAUDET.

Bah! bah! bah! laissez donc, avec rien, c'est trop dire;
Sans doute que Monsieur à mes dépens veut rire.

LE REBOUTEUR.

J'en ai vu mille fois la preuve sous mes yeux.

BAUDET.

Mon topique fera des effets merveilleux :
Rien ne peut égaler ce remède admirable.
La goutte, qu'autrefois on croyait incurable,
Est détruite par lui, mais, par enchantement !

LE REBOUTEUR.

Oh ! parbleu ! c'en est trop pour un médicament !

BAUDET.

Prenez-vous mon secret pour une bagatelle ?

LE REBOUTEUR.

Mais voyons la recette : en quoi consiste-t-elle ?

BAUDET, avec beaucoup de feu.

En safran du levant, et non du Gatinais,
Le kina du Pérou, la sauge des Français,
Et.... vous douteriez-vous de ce qui fait merveille ?

LE REBOUTEUR.

Non.

BAUDET.

Eh bien ! mon ami, c'est la salsepareille !...

LE REBOUTEUR.

Quoi !

BAUDET.

Chut. N'en dites rien : à ces trésors nouveaux
Je joins, esprit-de-vin, plus ou moins d'eau de chaux,
Et puis, pour terminer, enfin je vous ordonne,
De la graine de lin, mais, de lin de Baïonne!
Eh bien! que pensez-vous de ce remède heureux?

LE REBOUTEUR.

Vous verréz après vous courir tous les goutteux;
Leurs écus dans vos mains tomberont sans orage.

BAUDET, *avec ivresse.*

Et les napoléons pleuvront sur mon passage.

LE REBOUTEUR.

Mais quel être divin a pu vous inspirer?....

BAUDET.

De grâce, mon ami, laissez-moi respirer.

*( Après un petit repos ).*

Enfin, voici l'instant de faire ma fortune.
Des gens en font plusieurs, je n'en veux faire qu'une.

LE REBOUTEUR.

C'est être modéré comme on l'est à Paris.

BAUDET.

Au reste, c'est égal; voilà mon parti pris.
Je vais me balancer dans les plus belles chances,
Et m'arrondir un peu sans faire des avances.
Il me faut cependant confier mon secret
A quelque médecin probe, honnête, discret;

Oh ! la discrétion est surtout nécessaire.
J'en connais bien plusieurs qui feraient mon affaire ;
Mais tous ces grands docteurs, jaloux de mon talent,
Me diront, sans façon, que je suis charlatan,
Et qu'ils ne veulent pas jouer un pareil rôle,
Qui n'est fait, tout au plus, que pour un petit drôle.

LE REBOUTEUR.

Mon ami, le docteur qui vous protégera,
Le voici près de vous : il vous secondera ;
Il pourra vous instruire, et peut-être par suite....

BAUDET.

Monsieur le Rebouteur, ne parlez pas si vite.
Ce n'est rien que cela ; je puis tout comme vous,
Soignant les malheureux, me faire un sort très-doux.
Mon nom retentira dans toutes les familles ;
J'irai de ville en ville arracher les béquilles
A tous les grands Seigneurs de la goutte attaqués.
Le bruit est nécessaire aux nouveaux débarqués,
Et pour mieux étourdir un grand nombre de têtes,
Je me ferai prôner par certaines gazettes.
Mon remède toujours sera mis en avant
Comme de l'Éternel un unique présent.
Vers moi tous les goutteux tendront leurs faibles membres ;
Ils me feront venir auprès d'eux, dans leurs chambres ;
Me diront tous les maux qui les rendent perclus...
Que les secours de l'art ont été superflus ;
Qu'ils ne résistent plus à leur douleur extrême,
Que tout leur est à charge, et leur fortune même ;

Qu'ils la partageront volontiers avec moi,
Si je puis les sortir du lit où je les voi.
Sans doute que dès lors, me livrant à moi-même,
Je pourrai hardiment appliquer l'épithème,
Et chasser ce docteur qui vient tâter le pouls,
Et dire : Eh bien! Monsieur, comment vous trouvez-vous?
Avez-vous bien dormi? Vous avez bonne mine :
On dirait, à vous voir, que rien ne vous chagrine.

LE REBOUTEUR.

Sans doute : nous pouvons nous présenter partout;
Nous voilà bien lancés, poussons-nous jusqu'au bout;
Qui pourra mieux que nous surmonter les obstacles,
Lorsque nous remplirons les bouches de miracles?

BAUDET, avec fierté.

Vous n'êtes rien du tout, mes petits Rebouteurs;
Mais vous voyez en moi le plus grand des docteurs.
Maître Baudet, gonflé d'un orgueil gigantesque,
Fait vite un demi-tour; et, d'un air pédantesque,
Laisse le Rebouteur tout confus, et surpris
De voir qu'à cher Baudet il n'avait rien appris.
Baudet va dans le monde annoncer son prodige,
Qui tient, dit ce savant, du talent, du prestige.
Il se montre partout, au village, au hameau;
Il compose son air pour son rôle nouveau;
De son profond savoir il frappe les oreilles,
Et transporté de joie, il prône ses merveilles.
Le vieillard, dans son lit, n'attendant que la mort,
Pour se tourner vers lui fait un dernier effort;
Il le voit, il lui parle en étouffant son asthme,
Il croit voir son sauveur et meurt d'enthousiasme.

Après avoir chanté ses miracles divins,
Baudet court aussitôt vers les bons citadins;
A Paris, chez les grands, il fond comme la foudre,
Et donne aux vrais docteurs un problème à résoudre;
Il a su leur montrer que, sans être savant,
L'on peut avec du front se pousser bien avant.
Voilà bien de nos jours l'esprit qui prédomine,
Et qui fait tant de sots docteurs en médecine.
Mais il fut de tout temps, au mépris de nos lois,
Des intrigans sans frein qui haussèrent leur voix
Pour vanter les vertus, ou de leur personnage,
Ou de leur panacée, ou de leur tripotage.

Arrêtons un instant nos regards sur Paris,
Et voyons quel démon trouble tous les esprits;
Nous ne verrons partout que Médico-Manie :
C'est la fureur du jour, c'est la route aplanie,
Où l'on peut aisément, sans crainte et sans pudeur,
S'y montrer au public en robe de docteur.

Un parfumeur galant, dit Poliflor sublime,
Sans vous entretenir du désir qui l'anime,
Annonce gravement des remèdes secrets,
Qui peuvent du beau sexe augmenter les attraits,
Faire vivre long-temps, donner de la souplesse,
Et ranimer le teint que quitte la jeunesse.
La douce volupté renaît et, pour toujours,
Vous livre, malgré l'âge, aux plus tendres amours.
Un autre médecin au même instant s'avance,
Et vous offre un flacon de son eau de Jouvence,
Un biscuit impérial, un pot mystérieux.
Quel nom lui donne-t-il? —Liniment merveilleux !...

Fort bien. A votre tour, vous que rien n'effarouche,
Approchez, digne auteur du Trésor de la bouche,
Le sexe attend de vous, et de vos soins prudens,
Le salut de son âme ou celui de ses dents.
Ha! ha! quel autre auteur arrive à l'improviste?
Mais je crois, par ma foi, que c'est un herboriste.
Vient-il nous annoncer un nouveau végétal?
Eh! mon Dieu, non. — Quoi donc? — Un baume capital;
C'est un trésor d'amour, c'est un baume admirable,
C'est le médicament le plus recommandable
De ceux qui jusqu'à nous soient encor parvenus;
C'est, le dirai-je enfin? le baume de Vénus!
A ce nom séduisant, on se regarde, on jase;
Chacun sur ses vertus dit sa petite phrase.
Nous allons rajeunir! quelle félicité!
O baume de Vénus! quelle efficacité!...

Pendant que de ce baume on vante l'avantage,
Arrive gravement un docte personnage:
On demande au voisin s'il connaît ce savant.
L'on ignore son nom; mais on l'a vu souvent,
Soit à l'académie ou peut-être à Saint-Côme:
C'est égal, on a vu quelque part ce grand homme.
Avec impatience, on écoute, on attend,
Et petit à petit, lui-même nous apprend,
Qu'un frater ignoré dans son trou de misère,
Est ce docteur fameux qui vend l'eau de Cythère!

Enfin, de toutes parts, affiches et journaux
Annoncent tous les jours des remèdes nouveaux.
En prenant un brevet, moyennant telle somme,
L'on passe, m'a-t-on dit, pour un très-habile homme.

Faut-il être surpris si tant de charlatans
Obtiennent tous les jours des succès éclatans ;
Et si, malgré les lois qui régissent l'empire,
Des hommes impudens, qu'on devrait interdire,
Semblent autorisés à faire publier
Leurs baumes, leurs trésors, et leur Galipradier ?

---

# OBSERVATIONS

## SUR L'ÉTAT DE DÉCADENCE DANS LEQUEL SE TROUVE LA PHARMACIE.

Le désordre dans lequel la pharmacie est balottée depuis un certain nombre d'années, a été le sujet de plusieurs articles fort intéressans insérés dans quelques journaux périodiques. L'on y a presque toujours pris, pour cause de sa décadence, un je ne sais quel empirisme dont quelques pharmaciens se sont montrés possesseurs par excellence, ou bien la substitution de la langue française à la langue latine, qui jusques bien près de nous a été la seule qui fût en usage, ou du moins la plus usitée dans l'étude de toutes les parties de la médecine. Il est résulté de ce changement, que presque toutes les personnes qui savent lire, peuvent, à très-peu de chose près, se passer des préparations faites par le pharmacien; car il n'est pas d'ouvrage, même parmi les romans, qui soit plus répandu dans le monde que celui de Baumé. Quel tribut payé à la mémoire de ce célèbre pharmacien ! Le nombre des éditions de sa Pharmacopée indique assez qu'elle est devenue le guide de tous les cosaques de la médecine, ou, pour mieux dire, de la pharmacie, parmi lesquels doivent figurer messieurs les épiciers qui, pour l'emporter sur le pharmacien, emploient honnêtement et avec beaucoup de prudence, moitié dôse de la majeure partie des substances qui entrent dans une composition quelconque, et rejettent *comme inutiles* toutes celles que leur rareté élève à un prix auquel le préparateur ne trouverait pas son compte.

Tout cela serait peut-être peu de chose, si la police était maintenue dans toute son intégrité. Alors la cupidité se trouverait renfermée en elle-même, et n'aurait plus la faculté de porter atteinte aux intérêts des pharmaciens, non plus qu'à la vie de plusieurs milliers d'individus ; alors renaîtrait la sécurité d'un peuple qui, par son amour pour son souverain, mérite sa bienveillante protection ; alors renaîtrait aussi la confiance que l'ignorant audacieux enlève par ses commérages à celui qui n'a rien négligé pour acquérir des connaissances dans cette partie dont il a fait constamment l'objet de ses études, et qui cependant n'en retire pas un produit proportionné à ses peines, encore moins aux dépenses que nécessite son état. Les visites qui se font chez les marchands qui tiennent les préparations de pharmacie, et les défenses qui leur sont faites par les membres de la commission nommée à cet effet, ne semblent qu'augmenter leurs sourdes intrigues; ils bravent non-seulement les personnes devant lesquelles ils devraient être confondus, mais encore ils méprisent l'autorité administrative qui, dans un très-grand nombre de villes, ne se donne nullement la peine de seconder ni les commissaires, ni les intentions du gouvernement.

Dans les grandes villes, on ne s'aperçoit pas, à beaucoup près comme dans les petites, de la décadence de la pharmacie; l'on peut dire hardiment qu'elle est disloquée, et, que sous peu, elle n'existera plus par elle-même : un épicier lui cassera un bras; un herboriste lui arrachera une jambe; un parfumeur, un confiseur s'empareront de ses autres membres; un barbier, jadis major, voudra en déchirer un morceau; enfin viendra l'artiste vétérinaire, ou maréchal ferrant, qui lui portera un coup mortel. Alors les pharmaciens, n'ayant plus d'espoir de la ramener à la vie, pourront, la voyant en de si habiles mains, lui dire un éternel adieu. Je m'attends à lui faire bientôt cette triste salutation ; car peut-on concevoir que dans une ville où la population ne s'élève pas à deux mille âmes, deux apothicaires puissent exister et payer leur patente, lorsqu'ils ont pour coucurrens deux chirurgiens (1), un artiste vétérinaire et cinq épiciers, qui, par leurs commérages, ne leur laissent pas de l'eau à boire?

Pendant que l'autorité locale avait donné à un épicier, riche de dix mille livres de rente, la fourniture des médicamens pour le comité de bienfaisance, un pharmacien de l'ancienne roche, dont la maison datait de plus d'un demi-siècle, ne pouvait pas vivre du produit de sa pharmacie. Est-ce ainsi que les administrateurs doivent agir envers ceux qui, par leurs titres, doivent jouir de leur confiance et de celle du public? Certes les épiciers, qui voient leur cause soutenue par la police, peuvent bien, sans aucune inquiétude, aller faire des pansemens en ville, et exercer la médecine clinique en se disant *demi-médecins*, vendre de l'eau-forte au lieu d'eau vulnéraire, et deux onces de jalap pour deux onces de salep que le médecin pres-

(1) La préparation des médicamens est confiée à leurs domestiques.

crit à un convalescent. Voilà pourtant à quoi l'on est exposé tous les jours par ces docteurs à salade ; ce sont des choses qui se sont passées et qui se réitèrent assez fréquemment sous nos yeux.

D'un autre côté, ce qui donne la vogue à l'épicier, c'est la différence des prix qu'il établit entre ses médicamens et ceux de l'apothicaire. Le baume du Commandeur, par exemple, que l'épicier vendra huit sous l'once, paraîtra bien supérieur à celui que l'honnête apothicaire fera payer au moins trente sous l'once. Il en sera de même du laudanum liquide de Sydenham, que l'un vendra quinze sous l'once, et l'autre quarante sous ; ainsi que de la thériaque et de la confection d'hiacynthe, que l'on ne voudra pas à quinze ou vingt sous l'once, parce qu'on est sûr de les trouver à cinq et huit sous. Il est même impossible de faire entendre raison à ces gens-là, en leur montrant les formules et les factures des médicamens, tant ils sont persuadés que les épiciers connaissent mieux notre état que nous-mêmes, et que ce n'est que pour cette raison qu'ils peuvent donner leurs médicamens à un prix bien inférieur.

Voilà à quoi sont réduits les pauvres pharmaciens des petites villes, et pourquoi ils seront vexés tant qu'un gouvernement sage et pacifique ne succédera pas à ce chaos tumultueux qui amena la destruction totale de l'ordre établi jusqu'à 1789. Il existe des lois, des règlemens, des modes de surveillance, de police : hélas! tout est perdu; on ne retrouve plus aucun vestige, aucune trace de ce qui a été fait pour le bien et la sûreté de chaque individu, comme pour la propre satisfaction des médecins, qui comptent sur les effets des médicamens qu'ils prescrivent.

Ce qui fait aussi marcher la pharmacie vers son tombeau, c'est la facilité avec laquelle on se fait recevoir depuis que les pharmaciens de Paris ont perdu la faculté d'interroger les candidats, et que ce droit est réservé aux professeurs seulement. Il est bien certain et évidemment démontré que ces Messieurs n'agissent pas avec toute la rigueur qui doit caractériser leurs décisions. Quelques-uns de ces professeurs, aussi recommandables par leurs lumières que par leur délicatesse et leur intégrité, se laissent, par un excès de bonté, conduire au but de ceux de leurs confrères qui prennent à cœur de faire recevoir tel individu qui est honoré de leur protection. Il est sans doute bien flatteur pour un récipiendaire d'être si bien étayé, et surtout d'être sûr, en payant, d'obtenir son titre de pharmacien ; mais il n'est pas très-agréable pour un récipiendaire instruit, qui n'a pour protection que les connaissances qu'il n'est parvenu à acquérir qu'à force de temps et de travail, d'être mis en parallèle et de figurer à côté de celui à qui les professeurs, les deux coudes sur la table et la tête dans les mains, soufflent, en feignant de dormir, tout ce qu'il doit répondre aux questions sur lesquelles il est tout préparé, mais que sa mémoire ne lui rappelle point.

Pour venir à l'appui de ce que je dis sur la facilité avec laquelle on accorde des diplômes, je ne veux citer qu'un seul exemple, qui n'est peut-être pas encore connu de tous les pharmaciens de Paris, quoiqu'il ait fait assez de bruit. Le nommé Letreilhard était fils d'un menuisier de Paris ; il apprit l'état de son père, et le continua jusqu'à son mariage avec la fille d'un herboriste de la rue Royale, au Marais ; je crois même qu'il fit jouer la verlope encore long-temps après son mariage : mais, se voyant initié par alliance dans l'une des parties de l'histoire naturelle, il abandonna le rabot pour étudier les amours de Flore. La vaste étendue de la botanique fut embrassée, étudiée et approfondie avec une promptitude et des progrès qui n'appartiennent pas à toutes les têtes. Notre érudit, parcourant rapidement sa nouvelle carrière, se sentit disposé à donner plus d'étendue à ses connaissances, et pour cela il se mit dans l'idée d'apprendre la pharmacie et la chimie. Il entra, je ne sais par quelle protection, à la pharmacie centrale, non comme élève, mais bien (ne lui en déplaise) en qualité d'homme de peine, ou, si l'on veut, de garçon de laboratoire. Il passa là, je crois, trois ou quatre années, au bout desquelles il se présenta pour être admis au rang des pharmaciens de la capitale : il y parvint sans difficulté, et l'on peut facilement se convaincre que, s'il n'est pas l'un des premiers pharmaciens de Paris, il en est du moins l'un des premiers gâcheurs. Je connais particulièrement une personne qui alla lui demander de l'eau de roses : il n'en avait probablement pas; mais comme il tient beaucoup à donner de tout, même ce qu'il n'a pas, à l'exemple du professeur fabricant de *The Argus* (1), il prit un flacon qui contenait un liquide jaunâtre; il en versa quelques gouttes dans un autre flacon qui contenait de l'eau; il agita très-

(1) Un professeur de l'école de pharmacie, voyant au bas d'une ordonnance le nom d'un journal anglais, qui est *The Argus*, fit un mélange de plusieurs plantes à son idée, en forma un rouleau qu'il cacheta par les deux bouts, et qu'il envoya sous l'étiquette de *The Argus*.

fortement, et satisfit bien ou mal la demande de la personne, qui vint me voir le même jour, et me présenta sa prétendue eau de roses, que je reconnus pour être de l'eau aromatisée avec l'huile volatile de bergamotte. Je crus devoir attribuer cette gaucherie à la myopie du pharmacien, qui avait pris un flacon pour un autre; mais il aurait pu prendre avec la même indifférence le bocal à l'émétique pour celui au sel de Seignette, ou toute autre substance saline pulvérisée qu'on aurait pu lui demander.

Une chose qu'on ne doit pas passer sous silence, c'est la liberté que prend M. Letreilhard, de faire des changemens aux ordonnances des médecins ou chirurgiens, et de dire aux personnes, surtout lorsque ce sont des domestiques, qu'il va ajouter quelque chose qui produira plus d'effet que tout ce que prescrit le médecin : il n'en faut pas davantage à ces gens-là, pour être persuadés qu'il en sait bien plus qu'aucun docteur. Je puis citer un fait qui m'a été raconté par la personne même qui en a été témoin. Une dame, épouse d'un pharmacien d'une ville éloignée de Paris d'environ quinze lieues, fut appelée à donner des soins à son fils, qui était malade, dans une pension du Marais. Cette dame se présenta chez M. Letreilhard, avec une ordonnance de M. le docteur B..., qui habitait alors la rue des Tournelles; le pharmacien, après avoir lu l'ordonnance du médecin, fit plusieurs questions à cette dame sur l'état du malade auquel elle s'intéressait : elle lui peignit à peu près sa situation ; il avait une toux continuelle et un dévoiement qui le réduisait à un état de faiblesse extrême : M. Letreilhard dit alors que ce que prescrivait le médecin ne convenait nullement à cette maladie, et qu'il allait donner quelque chose de mieux. La dame fut curieuse de savoir ce qu'il voulait lui donner; il ne voulut jamais le lui dire; il fit un mélange de quelques liquides sans étiquettes, et lorsqu'elle vit qu'il pesait quatre grains de kermès minéral, elle lui reprit son ordonnance, en lui disant qu'elle trouvait fort singulier qu'il ne voulût pas remplir les intentions du médecin, et elle alla faire préparer sa potion chez un autre pharmacien.

Cela suffira sans doute pour faire juger, d'une manière fort avantageuse, le chef des gâcheurs, chez qui l'on trouvait, à cette époque, du vin anti-scorbutique à trente ou trente-cinq sous la bouteille; des pastilles d'ipécacuanha à huit sous l'once, lorsque le sucre en valait sept, etc. Lors de la réception de cet individu, n'a-t-on pas secrètement commis une infraction? A-t-on observé l'art. 8 du tit. 2 de la loi du 21 germinal an XI?

M. H. a joué dans cette circonstance un rôle bien au-dessous de lui-même et des connaissances qu'il possède. On est peiné d'avoir quelque reproche à faire à un homme de son mérite ; et peut-être jugeons-nous comme une faute grave, ce qui n'a été que l'effet d'une qualité précieuse, dont on a abusé. Je le désirerais de tout mon cœur. Quoi qu'il en soit, ce n'est pas agir en homme juste que de travailler, pour faire plaisir à un individu qui a la folle envie de surpasser ses moyens naturels, à nuire à un grand nombre de ses estimables confrères, et j'ose même dire, avilir un corps qui a joui longtemps d'une belle considération, et qui, si l'on n'y met bientôt un ordre sévère, sera souillé par le brigandage et la cupidité, et déshonoré par ceux même qui devraient l'illustrer.



FIN.

www.ingramcontent.com/pod-product-compliance
Ingram Content Group UK Ltd.
Pitfield, Milton Keynes, MK11 3LW, UK
UKHW021046260726
13994UKWH00005B/2381

9 782329 344188